TRAITEMENT

DE

LA DIPHTÉRIE

TRAITEMENT

DE

LA DIPHTÉRIE

NOUVELLE MÉTHODE

Par le Docteur J. A. DESCOSTES

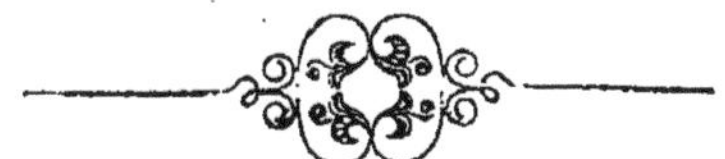

LYON

IMPRIMERIE DE P. MOUGIN-RUSAND

3, rue Stella, 3

1869

AVANT-PROPOS

« La Médecine pratique implique l'observa-
« tion de la nature ; or celle-ci ne peut mener
« à bonne fin ses opérations qu'avec le secours
« du temps, et c'est en vain que celui qui désire
« en étudier la marche, prétendrait substituer
« à cet élément son génie et son activité per-
« sonnelle. »

Cette appréciation générale, sortie de la
plume de l'éminent clinicien de Dublin, peut
bien à bon droit s'appliquer à l'objet de ce
mémoire. Et en effet, c'est en vain que les
Bretonneau et les Trousseau ont pu croire avoir
dit le dernier mot sur un mal si peu connu
jusqu'à eux, le mal a continué, tantôt ici, tantôt là, ses tristes ravages, plus fatal à l'état
épidémique, mais de temps à autre, faisant des
victimes, même à l'état sporadique. D'autres

observateurs sont arrivés. Ceux-ci, complétement hostiles aux idées localisatrices, ont vu, avec raison dans la diphtérie ce qu'y voyaient leurs deux illustres devanciers, c'est-à-dire tout autre chose qu'un produit purement matériel et sans connivence préalable avec l'organisme; mais, allant plus loin, ils ont nié l'opportunité de tout traitement local. Les prémisses de ces novateurs sont légitimes. En est-il de même de leurs conclusions pratiques? C'est ce que nous nous proposons d'examiner avec soin, afin d'arriver définitivement à un traitement rationnel et efficace. Ce traitement, nous le déduirons de notre propre expérience, ici en parfait accord avec la théorie.

Heureux si nous pouvions contribuer, ne fût-ce que pour une faible part, à *mener à bonne fin*, comme dit Graves, les *opérations de la nature*, en lui prêtant le concours de l'art contre un des plus redoutables fléaux de l'humanité!

TRAITEMENT

DE

LA DIPHTÉRIE

NOUVELLE MÉTHODE

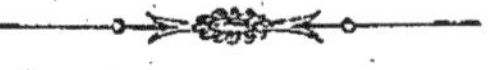

§ I

Part contributive et réciproque
de la Médication reconstituante et de la
Cautérisation

La diphtérie est, à n'en pas douter, une maladie *totius substantiæ*, avec débilitation générale et anémie telles que toute médication anti-phlogistique serait désastreuse et que l'usage des moyens reconstituants et des médicaments toniques (fer, quinquina, régime, reconstituant), est impérieusement indiqué comme contrepoids de cet état que j'appellerai volontiers une *cachexie aiguë*, si la philologie médicale me le permettait.

Oui, une large part doit être faite ici à la médication tonique; mais faut-il en conclure que tout traitement local est intempestif, comme l'insinuent certains praticiens ? A les croire, en effet, la cautérisation, les modificateurs et dissolvants locaux ne seraient qu'une attaque illusoire contre un ennemi déjà au cœur de la place. « *La maladie tue*, disent-ils, *par la diphtérie, par l'affec-* « *tion indépendamment de toute lésion locale* (1). » Mais n'oublient-ils point, ces cliniciens exclusifs, que dans la pratique médicale comme en d'autres occurrences humaines, *l'accessoire souvent emporte le principal*, et que plus d'une fois ils ont vu, comme nous, l'ablation de certains produits, l'extinction de certains foyers déblayer la voie, pour arriver ensuite à une heureuse terminaison ? qui donc conseillerait de négliger les locolisations d'une diathèse gangréneuse, telle que l'*ergotisme*, par exemple, et de ne pas en éliminer les produits délétères, sous prétexte que le principe vénéneux a gagné jusqu'aux derniers recoins de l'organisme. Tous les jours, je trouve sur mon chemin une personne à jambes artificielles qui eût fait un grand vide dans une maison considérable, où elle occupe un emploi important, si on ne l'eût sauvée par l'amputation des deux membres inférieurs atteints du *nécrosis ustilaginea*. Dans la dothinenterie, tous les meilleurs praticiens recommandent d'expulser ou de neutraliser les produits buccaux, pharyngiens et intestinaux de cette maladie infectieuse par les évacuants, les modificateurs, les altérants, etc. Or, nous allons voir que des motifs plus positifs et plus pressants militent en faveur d'une intervention locale dans la diphtérie. En effet, que se passe-t-il ? Il se fait un exsudat englobant les épitheliums, mais qui n'est

(1) Monneret. — Traité de Pathologie interne.

ni vasculaire ni vascularisable ; c'est une sorte de bouchon inorganique qui, lorsqu'il s'en prend à la gorge, ne tarde pas à porter une profonde perturbation dans l'hémathose, en diminuant la proportion de l'air inspiré, qui doit être de quinze mille litres par jour et qui ne l'est bientôt plus que de dix, de huit, etc., et aussi en s'opposant au rejet complet des matériaux gazeux de l'expiration. Cet obstacle matériel vous tue alors que les forces vitales, malgré une profonde dépression, pourraient lutter encore avantageusement, si elles ne se heurtaient à cet écueil. Quand donc vous levez cet obstacle matériel, vous ne guérissez certainement pas encore ; oh non ! mais vous désencombrez la voie et, en en outre, vous donnez à la thérapeutique la facilité de produire une diversion par la méthode substitutive, et à l'organisme le temps de réagir utilement sous l'influence des toniques.

Oui, mille fois oui, la cautérisation, faite en temps utile et dans des conditions convenables, peut revendiquer, pour une grande part du moins, plus d'un succès prompt et inattendu, ou qui ne devrait évidemment pas s'attribuer exclusivement à la médication reconstituante. Celle-ci, nous l'avons déjà reconnu, en est la compagne obligée et inséparable ; mais, isolément, elle ne saurait être assez promptement efficace.

Aussi le discrédit jeté sur la cautérisation est-il immérité et ne peut-il s'expliquer par une inefficacité intrinsèque. Ce discrédit tient à deux causes qui ne sont pas essentielles. La première, nous venons de l'exposer implicitement, c'est l'oubli désormais impardonnable d'associer aux moyens locaux le levier puissant de la médication reconstituante. Une autre cause d'insuccès, c'est le *modus faciendi* adopté jusqu'à ce jour: vice pratique, vice clinique, dont l'exposé fera l'objet du paragraphe suivant. (1)

§ II

Vices de la cautérisation
telle qu'elle a été pratiquée jusqu'à ce jour
dans la diphtérie.

Pour que la cautérisation soit un puissant auxiliaire de la médication reconstituante dans la diphtérie, il est indispensable qu'elle agisse sur la trame génératrice de cette sorte d'*oïdium*. Or ce n'est pas ce que vous faites ou c'est ce que vous faites très-incomplétement, quand vous portez l'acide chlorhydrique ou le nitrate d'argent, ou bien que vous dirigez des vapeurs sulfuro-mercurielles sur les dépôts diphtéritiques. N'étant ni vascularisés ni vascularisables, ils ne sont et ne seront jamais que des corps isolants, des vernis qui empêchent physiquement l'effet des agents chimiques et résolutifs sur la membrane sous-jacente. Ces dépôts peuvent tout au plus, s'ils ont peu d'épaisseur, les laisser transuder jusqu'à elle par une sorte d'imbibition purement physique et peu sûre; mais si les couches pseudo-membraneuses sont très-épaisses et qu'elles ne présentent à

(1) Aux époques reculées de la médecine, la diphtérie, qui s'appelait alors *ulcus ægyptiacum ulcus syriacum*, était déjà traitée par des moyens locaux, et apparemment avec quelque succès.

leur surface aucune solution de continuité, il est plus que probable que vos caustiques ont passé dessus comme sur l'émail d'une dent, et que s'il s'est produit une modification physico-chimique superficielle, ces caustiques n'en ont pas moins laissé indemne de toute action le *substratum* vivant, support du produit diphtéritique ; en conséquence, le mode de vitalité du tissu générateur de ce produit n'étant pas modifié, l'influence de l'agent substitutif ou altérant local est illusoire et neutralisée par le fait même. Aussi de nouveaux produits pseudo-membraneux ne tarderont-ils pas d'être sécrétés et de venir se surajouter aux premiers. Et bientôt, si ce sont les voies laryngiennes qui en sont le siége, bientôt, ai-je dit, la proportion d'air inspiré, qui doit être physiologiquement de quinze mille litres par jour, ne sera plus que de douze, de dix et de moins encore. Et voici qu'avec et malgré tous les toniques imaginables associés aux cautérisations les plus énergiques, à peine entrée dans la vie ou à la fleur de l'âge, une existence, sur laquelle reposaient les espérances et l'avenir d'une famille, est moissonnée avant le temps, après un septenaire à peine de maladie, et d'une maladie aux allures d'abord bénignes et d'apparence inoffensive au début. Et dès lors le public, presque toujours et partout imbu de préjugés à l'endroit de la médecine et de médecins, de se récrier contre les hommes de l'art et de se demander comment il se fait qu'ils soient ainsi désarmés et impuissants en présence d'une cause matérielle pourtant si tangible, si accessible !

Le public, en général si exagéré et si injuste à notre égard, n'a peut-être pas, dans l'espèce, tous les torts.

En effet, en face d'un résultat fatal aussi évidemment lié à la cause mécanique sus-énoncée, il n'est pas possible de faire tout-à-fait bon marché de la destruction, de l'ablation de cette cause, et si le praticien la laisse subsister, n'est-il pas, jusqu'à un certain point, responsable des suites.

La *cautérisation* dans la dyphtérie *a fait son temps*, dit-on. Quoi! la cautérisation a fait son tempps, et elle ne date que des dernières années de l'illustre praticien de Tours, que j'ai encore vu à Paris, il y a une vingtaine d'années, et que toute la génération médicale actuelle a pu voir. Notre siècle dévore donc les procédés thérapeutiques, comme la vapeur dévore bientôt partout les espaces; mais notre siècle est souvent léger, avouonsle, dans ses délaissements comme dans ses engouements. Ce qui le prouve, c'est la facilité avec laquelle il revient à ses anciens errements : témoins les discussions qui retentissaient naguères dans les enceintes académiques. Nonobstant les ingénieuses pompes aspirantes de M. Guérin, les cendres de Doulcet n'ont-elles pas dû joyeusement tressaillir à la préconisation de l'ipéca, remis en honneur dans la pathologie puerpérale? Or un procédé qui, malgré ses imperfections, a fait la gloire des Bretonneau et des Trousseau, n'est peut-être pas, lui aussi, sans quelque droit à la réhabilitation. Et si, avec ses défectuosités, la cautérisation a procuré des succès à ces illustrations médicales, nous espérons bien démontrer que leur réussite eût été plus constante et plus complète si cette méthode, au lieu d'agir sur des corps inertes et mauvais conducteurs des caustiques, eût été modifiée comme nous allons l'exposer.

Bref, le vice de la méthode l'a fait condamner d'une manière absolue et trop exclusive, de même que l'abus d'une bonne institution soulève parfois d'injustes récriminations contre l'institution elle-même. Retranchons le vice de la méthode; écartons l'abus de l'institution; mais conservons l'un et l'autre pour le bien moral et physique de la société.

§ III

Cautérisation après dissection.

L'inanité fréquente de la cautérisation, même avec le concours des toniques à l'intérieur, dans le traitement de la diphtérie, m'avait affligé comme bien d'autres praticiens, et je m'étais demandé quels moyens plus promptement efficaces pourraient être opposés aux localisations impétueusement envahissantes de cette affection. Je réfléchis à la nature du produit diphtéritique. Ce produit, me disais-je, n'étant qu'un blastème ni vasculaire ni vascularisable, une sorte de corps isolant, de couches plus ou moins imperméables, notamment sur les papilles des muqueuses, il me parut que le premier soin du praticien devait être d'enlever ce corps si peu susceptible de dissolution et de décomposition. Cet obstacle une fois écarté en tout ou en partie, la muqueuse sous-jacente, me semblait-il, serait moins réfractaire aux influences des agents caustiques ou perturbateurs auxquels on la soumettrait. Aussi m'étais-je promis, le cas échéant, de commencer, avant tout, à disséquer, autant que possible, la pseudo-membrane et de ne porter qu'après cette dissection le caustique sur la muqueuse à nu. Quelques occasions ne tardèrent pas à m'en être données, il y a près de deux ans. On voit donc que j'ai pour moi la consécration du temps dont je parle au début de ce travail, et dont je donnerai plus bas la preuve expérimentale.

Voici comment je procède :

Avec des pinces à pansement, qui sont plus maniables dans les cavités, je saisis le pseudo-membrane par un de ses bords le plus accessible, ou bien, si je ne le puis, par un des points de sa surface que je tâche de déchirer légèrement, et, à travers cette déchirure, j'introduis les deux mors de ma pince ou l'un d'eux seulement, pour détacher la pseudo-membrane du tissu sous-jacent. Je la dissèque ainsi le plus que je puis, pour n'avoir pas à y revenir, surtout si la manœuvre s'exécute à l'isthme du gosier, notamment chez un enfant. Car on sait que ce qu'on a obtenu, à cet âge, une première fois par surprise, ne vous serait que très-difficilement accordé une seconde.

Il est bien entendu qu'il faut mettre à cette manœuvre une certaine modération et agir le plus *citò, tutò et jucundè* que possible, pour épargner au patient les angoisses et ne pas provoquer une hémorrhagie, accident sur lequel nous reviendrons.

Disons d'abord que le tout ne peut pas, en général, être emporté ; mais une fois la muqueuse déblayée sur une portion de sa surface, les caustiques, les agents modificateurs ou dissolvants atteignent le vif et partant deviennent efficaces, et, bien que toute la muqueuse ne soit pas dénudée, leur sphère d'action ne se limite pas géométriquement au point touché. Bien évidemment, l'irradiation dynamique, et non plus simplement physique, s'en fait dans tous les sens, du moment qu'il s'agit d'une membrane vivante dont chaque point n'est qu'une partie d'un tout continu sillonné de nerfs et de vaisseaux.

Du reste, si malgré l'interposition des pseudo-membranes, la cautérisation, telle qu'elle a été pratiquée jusqu'à ce jour, a compté quelques succès, c'est bien probablement grâce à quelques solutions de continuité à travers lesquelles les agents chimiques ont eu accès jusqu'au tissu vivant.

Revenons à notre manuel opératoire. Une fois la pseudo-membrane enlevée, vient le second temps de l'opération, la cautérisation proprement dite ou l'attouchement de la muqueuse par des agents résolutifs ou modificateurs, tels que le chlorate de potasse, le perchlorure de fer, les vapeurs cinabrées, etc. Car ici j'entends donner une certaine latitude au mot *cautérisation*, et comprendre, sous cette dénomination qui indique un des procédés les plus usités, tous les autres traitements locaux ayant pour but de changer le mode de vitalité de la membrane muqueuse ou du tissu cutané. J'avoue, cependant, que mon procédé de prédilection, à moi, c'est la cautérisation par un soluté de nitrate d'argent, au cinquième (nitrate d'argent, un gramme pour cinq grammes d'eau distillée).

Pour faire usage de ce soluté, j'attache solidement une éponge au bout d'une pince à anneaux; j'imbibe cette éponge du liquide caustique, en ayant soin, avant de l'appliquer, de la presser un peu, contre les parois d'un verre, pour qu'elle égoutte le moins possible lorsqu'elle sera en contact avec les tissus, surtout s'il s'agit d'une cautérisation pharyngienne. Puis je touche énergiquement et, autant que possible, à une seule reprise la muqueuse ou le derme dénudé.

Suivant l'état où je retrouve le tissu cautérisé à la suite de douze ou de vingt-quatre heures, je redissèque au besoin et je cautérise de nouveau. Il est probable que, si la première dissection a été bien faite, et si les fausses membranes n'étaient pas trop étendues, une seconde dissection ne sera pas nécessaire ; mais, en général, une seconde et même une troisième cautérisation pratiquée près des petits îlots pseudo-membraneux qui souvent persistent, devront acheminer à la résolution complète du mal.

Il bon aussi de venir en aide à ce traitement local en lui associant l'usage du *perchlorure de fer*, du *chlorate de potasse*, du *tannin*, etc. Le perchlorure de fer surtout est, pour la diphtérite, une épée à deux tranchants, modifiant localement la muqueuse et rentrant dans la médication reconstituante générale qu'il ne faut jamais négliger, dans tous les cas, comme nous l'avons déjà fait observer.

§ IV

Application de la méthode
à la diphtérite laryngienne (croup) et à des
cas plus graves encore

Si la diphtérite est laryngienne, me dira-t-on, elle n'est plus justiciable du procédé de la *cautérisation après dissection*. C'est un déni de justice, répondrai-je, car ici encore, mon procédé est applicable et tous les jours appliqué, sans qu'on s'en rende compte, lorsqu'on administre des émétiques qu'on fait suivre de la cautérisation, au moyen du porte caustique cintré indiqué par Trousseau et qu'on introduit sous l'épiglotte.

En effet que font les émétiques, en cette occurrence ? que fait en particulier le sulfate de cuivre, à certaine dose le plus sûr et le plus inoffensif des vomitifs ? Au moyen de ces agents, nous provoquons un mouvement anti-péristaltique dans le canal pharyngo-œsophagien. Ce mouvement, par contiguïté de tissu, est communiqué à l'appareil musculaire extérieur et en même temps aux fibres trachéo-glottiques ; il en résulte une sorte de dissection vitale, la contraction de ces dernières fibres détachant les produits couenneux et en amenant finalement l'expulsion, comme j'en ai vu un cas magnifique qui reproduisait presque en entier, après l'expulsion émétiquement provoquée, l'arbre laryngo-trachéo-bronchique. En suite de cette dissection vitale, de cette expulsion de fausses membranes par le vomis-

sement, nous recourrons aux agents caustiques ou dissolvants qui, cette fois-ci, auront une influence plus
décisive sur la muqueuse malade, et dès lors, nous nous
servirons, pour les y porter, non plus d'une pince,
mais du porte-caustique baleiné et cintré que nous
venons de mentionner.

Donc encore ici cautérisation après dissection. Le
mot dissection est peut-être par trop prétentieux et mé-
taphorique ; mais, comme il rend brièvement et assez
exactement l'idée, j'aime à le conserver.

Mais allons plus loin. Voilà que, malgré la dissection
manuelle ou provoquée par les émétiques et combinée
avec la cautérisation et l'usage interne des toniques,
l'affection localisée dans le larynx n'en menace pas
moins imminemment l'existence. Ici encore, cautérisation après dissection ; c'est-à-dire qu'après avoir,
si l'âge du sujet le permet, pratiqué la trachéotomie,
dont je n'entreprendrai pas la description, on doit pro-
céder à la dissection, au détachement des fausses membranes que les émétiques n'ont pas pu opérer. Dans ce
but, on se sert des pinces à dissection, préférables ici à
des pinces à anneaux ; à travers les lèvres béantes de
l'incision, on saisit le produit couenneux et ensuite on
cautérise la muqueuse sous-jacente, sinon, on s'expose
à un mécompte.

Bien avant que j'eusse songé à adopter et à proposer
la cautérisation après dissection comme méthode générale dans la diphtérite, j'eus l'occasion de pratiquer la
trachéotomie chez un enfant atteint de croup. Or,
lorsque l'incision des cerceaux trachéaux fut faite, ce
qui frappa tout d'abord mes regards, ce furent les

couches couenneuses se montrant à travers les bords de la plaie. Je m'empressai de les disséquer et de les emporter le plus complètement possible. Le petit malade se rétablit; mais je suis convaincu, et tous le seront avec moi, que l'incision, sans la dissection et l'exportation des pseudo-membranes, n'eût pas amené cet heureux résultat, même avec les cautérisations et les écouvillonnements tant recommandés par Trousseau.

Supposons maintenant des cas plus graves encore et presque constamment irrémédiables. Je veux parler des localisations diphtéritiques dans les vésicules pulmonaires et dans les voies digestives. Il reste alors peu de chance; mais la meilleure repose encore sur les effets possibles d'une dissection vitale provoquée par des émétiques seulement pour les vésicules pulmonaires et par des éméto-cathartiques pour l'œsophage l'estomac et les intestins : dissection qu'on devra faire suivre de l'emploi de quelques substances modificatrices par aspiration dans les poumons, et de l'injection de légères solutions caustiques, en boissons et en lavement, dans l'estomac et les intestins. Donc toujours *cautérisation après dissection*.

§ V

Prétendues réussites par d'autres procédés.
Erreurs de diagnostic

Dernièrement on a proposé contre les pseudo-membranes, un moyen qui infirmerait et devrait même, s'il était aussi pratique qu'idéalement ingénieux, annihiler, pour la plupart des cas la méthode |j'ai proposée. L'action de ce nouveau moyen reposerait sur la pré-tendue propriété qu'aurait l'*eau de chaux*, d'après MM. Bricheteau et Adrian, de dissoudre les produits couenneux, et, en outre, sur un fait de réussite dans un cas de croup trachéen où M. le docteur Albu, de Berlin, aurait employé avec succès cet alcali, en injections qui, dit-il, ont provoqué des vomissements.

Mais, avant tout, il faudrait interpréter le fait et savoir bien si les vomissements, qu'on avoue, n'ont pas amené cette dissection, ce détachement des fausses membranes dont je parlais tantôt, et, par conséquent, si les injections n'ont pas rempli tout simplement l'office des émétiques. Au demeurant, ce que ce fait prouve le mieux, à mon avis, c'est que, s'il s'est agit d'un vrai croup, l'ingénieuse adresse du docteur Albu l'a merveilleusement servi en cette occasion. Mais qui aurait la prétention d'être toujours aussi adroit et de pouvoir *à priori* compter sur la possibilité d'exécuter un pareil procédé, surtout chez un enfant ?

On a bien signalé un prétendu autre cas de réussite par cet agent; mais il s'agissait d'une angine scarlatineuse diphtériforme, c'est-à-dire d'une de ces angines qui, presque toujours, guérissent sans le médecin, et peut-être quelquefois malgré le médecin, disons-le naïvement.

Il faudrait, avant tout, un peu plus de clarté dans la nosologie des angines. Combien d'*amygdalytes* et de *pharyngites purement vésiculeuses* ont fait la vogue éphémère, il est vrai, de maintes et maintes méthodes anti-croupales. Il faudrait que le diagnostic se fît toujours bien, et il ne se fera bien que lorsque les auteurs ou les rapporteurs de ces méthodes de traitement auront tenu compte de l'état général, de ce que j'appelais, au début de ce travail, une *cachexie aiguë* bien plutôt qu'une diathèse, le mot diathèse convenant bien mieux à une affection plus particulièrement parquée dans un système de tissus qu'à une maladie compromettant, comme la diphtérie, tous les rouages de l'économie. L'état couenneux n'est qu'une des faces de cette affection. C'est bien celle, je l'avoue, qui m'a le plus préoccupé ici; mais elle n'est pas toute l'entité morbide qui se caractérise, en outre, par de l'anémie, par le gonflement des ganglions voisins des dépots couenneux, par jetage nasal, souvent infect et plus tard par des paralysies. Toutes les fois qu'un état prétendu couenneux se présente sans cet appareil si éloquent de symptômes franchement accentués, il faut réserver le diagnostic, comme au contraire, il faut le formuler affirmativement sans ambages, toutes les fois qu'on rencontre réunis la plupart de ces symptômes. Or ce n'est qu'à

ces individualités morbides si évidentes que je con-
sacre mon traitement, par ce que ces cas seuls sont
évidemment et prochainement mortels, si l'art ne s'em-
presse d'intervenir. C'est sur ce terrain que je place
la méthode de la cautérisation après dissection, pour y
subir l'épreuve de l'examen et des objections. Ce n'est
aussi que sur ce terrain qu'on peut juger sainement
tous les autres traitements proposés et réputés hé-
roïques. Ceux-ci, en effet, ont pu réussir lorsque la
diphtérite n'était qu'une apparence locale, un épiphé-
nomène diphtériforme, survenant dans le cours ou le
décours de certaines affections telles qu'une angine
couenneuse. Cet accident local a même pu avoir une
signification plus ou moins grave, en tant qu'anonçant
une altération de secrétion; mais ce n'était pas pour
autant une diphtérite.

Souvent aussi ces prétendues diphtérites ne sont que
des herpès du gosier, qu'il n'est pas toujours, j'en con-
viens, facile de différentier d'avec un exsudat couenneux, surtout s'il s'y joint un état général de débilité
et d'anémie; mais, comme alors rien ne pousse *à tergo*
à la malignité, la guérison ne tarde pas à venir mettre
fin aux appréhensions du médecin et du client. J'avoue
cependant que, dans un doute pareil, *dissection* et cautérisation seraient de bon aloi, d'autant plus qu'elles
n'offriraient aucun inconvénient.

Avant de quitter ce chapitre des causes d'erreur,
disons un mot des distinctions établies par Trousseau.
Cet auteur semble tirer une ligne essentielle de démar-
cation entre *la diphtérite bénigne, à manifestations purement locales* et la *diphtérite maligne* avec *état général*

grave. Il y a là une tendance à créer deux entités morbides distinctes ; mais bien évidemment Trousseau est ici sous l'empire des idées localisatrices et organiciennes du milieu où s'est écoulée sa jeunesse médicale, et dont il n'a pas complétement secoué le joug ni les errements.

Une maladie est toujours semblable à elle-même ; elle ne peut pas être tantôt *locale et bénigne*, tantôt *générale et maligne*. Elle ne peut qu'offrir des degrés divers d'intensité, mais non des dissemblances telles que la nature et le traitement en soit essentiellement modifiées. Du moins, les maladies qui présentent de pareilles dissemblances, telle, par exemple, la *pneumonie ataxique*, ne sont pas simples (*geminæ*), mais compliquées d'un état morbide autre que la maladie principale, et qui force à ne plus se préoccuper de celle-ci pour traiter la complication. Mais, quand Trousseau fait cette division, il ne parle pas du tout de complication ; c'est bien une division essentielle et habituelle qu'il prétend établir. Et ce grand clinicien se trompe ici, comme il se trompe lorsqu'il fait dépendre le diagnostic différentiel de la leukémie du rapport existant entre les globules blancs et les globules rouges, s'en rapportant, sur ce point, aux calculs de Maieschott et de E. Vidal ; de telle sorte que de l'existence, en plus ou en moins, d'un leucocyte peut dépendre celle d'une leukémie. Avouons que de pareilles données diagnostiques ne sont pas de de nature à ramener le *laudatores temporis acti* aux conclusions déduites des découvertes micrographiques de notre époque. Et, pour faire de ce qui précède l'application à notre sujet, reconnaissons : 1° qu'il y a beaucoup de causes d'erreurs dans le diagnostic différentiel de la diphtérie ; 2° que cette affection peut exister avec divers degrés d'intensité et plus ou moins d'extension dans ses localisations ; mais qu'elle est toujours essentiellement identique, et que, par conséquent, le traitement, tout en se subordonnant à ces variétés, doit toujours en viser les effets matériels, tout en combattant l'état général ; 3° par conséquent que, en général, les observations relatant des succès par les autres méthodes ne sont pas concluantes.

§ VI

Prétendus inconvénients de la méthode de la cautérisation après dissection. Objections.

Au début de ce travail, je suis allé, au moins implicitement, au-devant de la plupart des objections qui peuvent m'être faites à l'endroit de ma méthode, soit en faisant ressortir l'importance des accidents locaux de la diphtérie, soit en posant en principe que la condition *sine quâ non* de toute méthode de traitement devrait être l'usage simultané d'une médication tonique. Revenons cependant encore un instant sur l'objection capitale des détracteurs absolus de tout traitement local. « *Nous ne* « *sommes plus au temps*, disent-ils, *où l'on croyait que la*

« *cause et le point de départ du croup sont dans le pha-*
« *rynx et qu'on l'empêche d'aller plus loin par la cautéri-*
« *sation.* »

Moi aussi, je ne crois pas du tout, avec l'Ecole orga-
nicienne expirante, à ce mécanisme de localisation pa-
thogénique ; mais, tout en laissant mourir cette Ecole
de sa belle mort, et tout en admettant que la diphtérie
est une affection générale, comme l'est, du reste, à
mes yeux, toute maladie, je ne puis pas ne pas en
redouter les produits immédiats. L'arsenic a déjà produit presque toujours un état général quand on administre l'*émétique* pour l'éliminer et le *safran, de mors
apéritif* pour le neutraliser. Lorsque je retranche les
parties sphacelées dans une gangrène, l'économie ani-
male en a bien déjà été impressionnée.

Et bien ! dans ces occurrences, je n'entends pas du
tout faire acte d'organicisme ; mais j'entends me dé-
barasser d'un produit infectant l'organisme, le prédis-
posant à l'extention du mal, et, en toute hypothèse,
enpêchant par sa présence une salutaire réaction. Or
je ne prétends pas faire autre chose en disséquant les
pseudo-membranes et en cautérisant ensuite la membrane vivante et productrice de ce produit qui menace
mécaniquement la vie à son foyer et va produire l'as-
phyxie, si je ne me hâte d'enrayer cette génération
délétère.

« *L'affection peut tuer*, dit-on, *indépendamment de toute
lésion locale.* » C'est vrai ; mais elle tuera bien moins
souvent, et, en tout cas, bien moins vîte, si l'on empêche les produits matériels de s'attaquer au foyer de
la vie, à l'hématose. Du reste, en associant dès le début

aux moyens locaux l'usage des toniques, comme nous l'avons si souvent répété, on verra se réduire de beaucoup les cas malheureux.

Donc le traitement local n'est pas *inutile*; mais on a ajouté qu'il était *dangereux*, surtout s'il s'agissait de cautérisation. Quant à cette objection, j'avoue qu'elle n'est pas tout-à-fait spécieuse. Je ne vois pas, en effet, sans émotion, porter dans le pharynx d'une pauvre petite créature ou d'un adulte chétif, anémié, des agents redoutables tels que l'acide chlorhydrique; mais de l'usage abusif d'un moyen n'en inférons pas aussi précipitamment le rejet absolu.

Ce qu'il y a de certain et de rassurant, à l'endroit du traitement local, c'est que si, comme je le conseille, on recourt à la dissection des pseudo-membranes, il ne sera plus indispensable, il sera même contre-indiqué d'user d'agents chimiques aussi puissants. En suite de cette dissection, en effet, il ne sera plus précisément question de détruire un produit très-réfractaire et difficilement destructible, mais de modifier la vitalité du *substratum* générateur de ce produit.

Donc les inconvénients des violents caustiques, bien loin d'infirmer ma méthode, militent hautement en sa faveur. — Au lieu de l'acide chlorhydrique si justement redoutable et du crayon de *nitrate d'argent* qui, quoiqu'on fasse, peut se briser et être avalé, surtout chez un enfant, ma solution de nitrale d'argent, au cinquième, imbibant légèrement une éponge, n'offre aucun inconvénient. Peut-être même pourrait-on en réduire beaucoup plus les proportions. Je dis que ma solution est sans inconvénient, car la plupart des praticiens l'expérimentent tous les jours et à tous les âges, et seront prêts, j'en suis sûr, à protester de son innocuité, en employant les précautions et en restant dans les termes que je viens d'énoncer. On ne peut en dire autant de certains agents de destruction qu'il était, aux yeux des praticiens, indispensable d'employer pour arriver à anéantir l'exsudat couenneux : c'était logique et d'une inévitable indication, du moment qu'on n'enlevait pas préalablement la fausse membrane.

Mais un autre accident peut m'être objecté, comme préjudiciable à la méthode de la *dissection* : c'est l'*hémorrhagie* qui, dans la diphtérie, est quelquefois spontanée et qui, à plus forte raison, semble devoir être imminente, surtout à l'isthme du gosier, si l'on y déchire les fausses membranes. Or je dois déclarer que ces craintes, toutes fondées qu'elles paraissent, ne le sont pas précisément en fait ; car, en général, si, à la suite des dissections de pseudo-membranes, j'ai vu du sang, c'était plutôt un suintement qu'une hémorrhagie proprement dite. Du reste, ce n'est pas à notre époque où l'art possède de si puissants hémostatiques (*ergotine*, *perchlorure de fer*) qu'on doit se mettre en peine de cet accident, surtout si, comme je vais le démontrer, *finis coronat opus*.

§ VII

Expérimentation de la méthode
de la cautérisation après dissection.

Je ne me serais pas permis d'appuyer les arguments qui précèdent sur la théorie uniquement. Et c'est après une longue expérience que je suis arrivé à formuler ma méthode. Aussi, à l'appui de cette thèse, pourrai-je rapporter plus d'une observation ; mais je me bornerai à la plus saillante, qui est aussi la plus concluante.

Il s'agit d'une fille de cinq ans. Appelé, il y a près de deux ans, près de cette enfant, je constatai l'existence d'une angine couenneuse avec tuméfaction des ganglions sous-maxillaires, jetage infect par les narines, pâleur extrême, en un mot avec tout ce triste cortége des effrayants symptômes de la diphtérie.

Et bien, deux dissections des pseudo-membranes amygdaliennes furent faites avec autant de soin que possible. Ensuite, avec mon soluté de nitrate d'argent, je touchai les points disséqués, coincidement je pratiquai des injections de nitrate d'argent dans les narines avec une solution très-étendue.

A ces moyens je joignis l'usage du *chlorate de potasse*, puis du *perchlorure de fer*.

Je ne manquai pas non plus d'administrer des bouillons nourrissants.

En peu de jours, l'enfant fut ramenée des portes du tombeau à la santé, sans même qu'il lui restât aucune de ces paralysies si fréquemment consécutives à la diphtérie.

On m'objectera peut-être, et je me suis objecté à moi-même, que les toniques, le chlorate de potasse, les ferrugineux ont plus fait pour cette cure radicale que la dissection suivie de cautérisation. Je répondrai que ces moyens-là, malgré leur valeur incontestable et incontestée, ont été trop constamment infructueux en d'autres mains, pour être devenus tout-à-coup efficaces en les miennes, dans l'observation précédente et dans les autres analogues où j'ai eu à me louer de ma méthode. Ce n'est pas, je ne saurai trop le répéter, que je veuille infirmer les propriétés résolutives et reconstituantes des divers moyens autres que le soluté de nitrate d'argent; j'entends même leur accorder une grande part dans le résultat obtenu ; mais je dis et je maintiens que, si les pseudo-membranes n'eussent pas été disséquées, et la muqueuse, siége de ce produit, cautérisée, tout eût échoué. La marche essentiellement envahissante de la diphtérie eût compromis le larynx, la trachée et les bronches, c'est-à-dire, le foyer même de la vie, avant que les fondants et les toniques eussent pu atteindre le but désiré.

§ VIII

Conclusion.

Je ne voudrais pas m'exagérer la portée de la méthode que je propose ; mais il me semble que toutes les autres lui sont subordonnées, en ce sens que la médicature générale tonique, la cautérisation, les résolutifs et même la trachéotomie ne peuvent, sans elle, dans la majorité des cas, aboutir heureusement, tandis que, avec elle, comme nous l'avons péremptoirement démontré, ces moyens devenant éminemment efficaces, les cas d'insuccès doivent se restreindre, et que même l'indication du moyen extrême (la trachéotomie) se présentera bien plus rarement.

En résumé donc, *dissection, cautérisation* et *tonnification*, voilà les termes de l'équation thérapeutique dont le résultat sera, pour le bien de l'humanité et pour l'honneur de notre art, la cure radicale de la diphtérie : je l'espère avec raison, puisque je m'appuie sur la sanction de l'expérience.

FIN.